I segreti del seduttore

Le tecniche del playboy

Guida

Francesco Cibelli

Sommario

Introduzione

Caro lettore, se stai leggendo questo libro vuol dire che vuoi intraprendere o perfezionare l'arte della seduzione. Questo è già un buon inizio, in quanto, in qualunque arte, occorre formarsi adeguatamente.

I segreti e i consigli esposti in questa guida sono il frutto di anni della mia personale esperienza di "seduttore": le vicende che narrerò sono realmente accadute. Ho dovuto soltanto cambiare il nome reale delle donne con nomi di fantasia, per ragioni di riservatezza.

La prima regola per sedurre è apparire seduttivi: devi sentirti il più grande Casanova o Don Giovanni della tua città.

Ma chi sono questi mitici personaggi?

Casanova, personaggio realmente esistito, è stato il più grande seduttore di tutti i tempi. Dotato di un ingegno e di un talento naturale verso la conquista del "gentil sesso", anche in periodi di indigenza economica, è riuscito a sedurre centinaia e centinaia di donne, giovani o meno giovani, ricche e nobili o povere. Ha sempre amato profondamente le sue donne, facendole sentire delle regine, da tutti i punti di vista.

Don Giovanni invece è una figura letteraria: viene descritto come un nobile cavaliere che seduce tutte le donne che incrociano il suo cammino: belle o brutte, giovani o vecchie. Non ama le donne, ma le seduce soltanto per il gusto di inserirle nella sua lista delle donne ingannate. Pertanto, a differenza del Casanova, non si pone il problema di creare una relazione duratura. Per lui le donne sono un "numero". Una sottocategoria di Don Giovanni è il playboy: un giovane alla moda e amante dei lussi, che si circonda di donne bellissime.

Dunque, per poter sedurre non devi essere timido, non devi essere pessimista, ma devi sentirti il più grande conquistatore di tutti i tempi. Come vuoi conquistare una donna se prima non hai fiducia in te stesso?

Devi aumentare la tua autostima; per questo ci sono diverse tecniche.

In primo luogo, devi essere consapevole che puoi avere tutte le donne del mondo, purché tu sappia tendere i tuoi lacci. Quante volte è successo – e le cronache lo dimostrano – che una modella, una principessa, una donna ricchissima si sia fidanzata o sposata con un uomo di umili origini, se non con uno spiantato? Moltissime. Questo attesta che, nel mondo dell'eros, c'è una componente di irrazionalità, di magia, che non è preventivabile con precisione. Se imparerai l'arte del sedurre, potrai sperare di avere per te anche la più bella donna del mondo.

Dunque occorre formarsi, attraverso questa guida e attraverso i maestri della seduzione. Io consiglio sempre di partire dal libro del più grande seduttore: le "Memorie" di Casanova, scritte da lui medesimo. Oltre che un libro piacevolissimo da leggere, è una miniera d'oro dell'arte della seduzione.

Occorre crearsi il proprio personaggio: anche se sei un ragazzino e non hai mai baciato nessuna donna in vita tua, devi inventarti storie di donne sedotte, di conquiste impossibili, di successi amorosi. Man mano che racconterai queste storie, rafforzerai la tua autostima e finirai per crederci anche tu. Perché la realtà, in molti casi, parte proprio dai sogni.

Mi dirai che dire bugie è scorretto. Io ti dico che è scorretto, in una fase iniziale di un rapporto, proprio dire tutta la verità. L'arte della seduzione si basa su artifici, esagerazioni, fantasie. Se ti presenti come un bravo ragazzo, credimi, avrai minori possibilità di conquistare la donna di cui ti sei invaghito.

Immagina di essere innamorato perdutamente di una ragazza: per lei faresti qualunque cosa. Facendo il romantico, scrivendole magari poesie, avrai scarse possibilità di conquistarla. Se poi le dimostri un bene amichevole (errore che fanno molti) le possibilità di conquistarla saranno vicino allo zero. È spiacevole dirlo: ma nell'arte d'amare, il bravo ragazzo è fuori moda. Quando ero un ragazzino anche io ho fatto questi errori. E vedevo le ragazze che mi piacevano tra le braccia di ragazzi che meritavano sicuramente meno di me. Da quando iniziai a usare tecnica, iniziai a collezionare successi amorosi su successi.

Vuoi fare il bravo ragazzo? Vuoi essere vero nei sentimenti amorosi? Fallo solo dopo aver conquistato la ragazza, mai prima. Occorre usare tecnica: solo quello che è turpe piace, quello che scatena fantasia, desiderio. Molte volte le donne non sono delle "sante". Quanti di voi hanno notato che da single non avevano occasioni e da fidanzati si avvicinavano più donne, si avevano più occasioni? Alle donne piace l'uomo corteggiato, in alcuni casi anche quello di altre. Alcune donne provano soddisfazione se, per avere un uomo, provocano la sofferenza di altre donne.

Pertanto, caro lettore, non farti scrupoli, nell'usare le tecniche della seduzione. Anche perché, se non piacerai, le donne non si faranno scrupolo alcuno ad ignorarti.

Perciò inventati avventure, cerca di costruire un mito attorno alla tua persona. Cerca di piacere con tutte le tue forze: vai in palestra, impara a ballare, vestiti bene, mostrati allegro, spensierato, simpatico, una persona di successo. Fatti vedere spesso con belle ragazze, attrici, modelle, donne dello spettacolo e renditi visibile con loro sui social network.

Se da quando sei nato non hai mai conosciuto nessuna donna, parti dal basso. Prova ad avere una storia con qualunque ragazza provi interesse per te. Occorre fare esperienza, in principio, anche con ragazze non belle. Questo contribuirà ad incuriosire altre ragazze più carine, in alcuni casi a farle ingelosire addirittura. E ricorda:

suscitare la gelosia è una delle migliori armi della seduzione.

Inoltre, lo stare con ragazze anche non carine e che non ami, contribuirà a rendere credibili le storie di seduzione che racconti. Non c'è nulla di peggiore che essere percepiti come qualcuno che non abbia mai avuto una storia. Anche la ragazza più seria e più timida, se racconti che non hai mai avuto nessuna esperienza amorosa, fuggirà da te come la peste. Tutto serve per costruire il tuo mito, anche le ragazze brutte o più grandi di età.

Dopo questa introduzione, dunque, possiamo affermare che per conquistare una donna occorre sedurla con delle tecniche, degli artifici. Ma non tutte le donne sono uguali. E non tutti i luoghi dove conquistare le donne sono uguali. Occorrono diverse tecniche di seduzione, a seconda della situazione concreta. Nei prossimi capitoli approfondiremo questi aspetti.

Ci sono mille luoghi in cui ricercare le "prede" ed è dovere del seduttore fare conquiste ovunque si trovi ed in qualunque occasione.

Anche per strada io, ovviamente, ho fatto molte conquiste. Ma come approcciare le donne per strada? Sicuramente non facendo complimenti banali come: "Ciao bella!"; "complimenti alla mamma!"; o "scusa, sai che ora è?". Questo genere di complimenti, oltre che banali, non generano alcun tipo di interazione e provocano al massimo un sorriso da parte della persona oggetto del complimento.

Occorre essere originali, simpatici, scherzosi e provocare una risposta della donna interessata.

Ma ora passiamo alla pratica. Descriverò alcuni dei miei primi amori, quasi tutti conosciuti per strada.

In realtà uno dei miei primi amori è stata Lorena, una bella brunetta che mi era stata presentata da mio cugino. Avevo circa quindici anni e a malapena riuscivo a guardarla, tanto che mi emozionava e mi faceva battere il cuore. Le avrei voluto dire mille cose, ma, ogni volta che mi stava accanto, non riuscivo a dirle niente o solo banalità. Iniziai quindi a scriverle delle poesie, che imbucavo nella sua cassetta postale. All'inizio lei mi ignorava ed anzi mi derideva nel vedermi. Poi, vista la mia costanza, mi fermò e mi disse che io ero un bravo ragazzo, che le scrivevo bellissime poesie, ma che purtroppo non le interessavo. Io però ero troppo innamorato di lei e continuai a scriverle le lettere e a frequentare il suo quartiere ogni giorno. Una sua amica di nome Marianna, un giorno, mi disse che io sarei stato il ragazzo ideale per Lorena, ma che lei si faceva condizionare dai suoi amici, che mi reputavano un tipo strano, uno stupido. Sembrava che questo mio amore dovesse essere solo un sogno.

Ma un giorno un mio amico, Antonio, mi propose di andare a zonzo in motorino per Salerno, la mia città, in cerca di conquiste. Ci ritrovammo quindi in un quartiere dove subito adocchiammo una bellissima mora in compagnia di una ragazza bellina, ma un po' grassoccia. Inutile dire che eravamo interessati entrambi alla mora. Parcheggiammo il motorino ed Antonio iniziò la conversazione con le ragazze con questa domanda: "Ragazze, dove andiamo a ballare stasera?". Una di loro subito rispose scherzando: "Dove volete". Il mio amico quindi aggiunse: "Stasera c'è una bella serata al Bogart Caffè". L'altra ragazza, sempre scherzosamente, disse: "Per noi va benissimo". Antonio ed io quindi ci presentammo e, dopo una conversazione scherzosa di un'ora, già avevamo i numeri di telefono delle ragazze e già avevamo appuntamento per la serata in discoteca. La ragazza più carina, Rosa, era attratta inequivocabilmente da Antonio. L'altra ragazza, Gerardina, non mi piaceva per niente: posso tollerare altri difetti, ma le ragazze grasse non mi piacciono! Ad ogni modo, Antonio mi convinse a fargli compagnia in quest'avventura, informandomi che Gerardina mi avrebbe volentieri aperto le braccia. Anche se ero innamorato di un'altra ragazza, accettai di fare il "sacrificio" per fare esperienza amorosa, come tra l'altro prescrivevano i libri che leggevo in quel periodo sul "Don Giovanni". Pertanto la sera stessa mi baciai con Gerardina. Inutile dire che il bacio mi disgustò. Riuscii a stare con questa ragazza il lunghissimo periodo di una decina di giorni. Lei era contenta e dichiarava a tutti che noi eravamo fidanzati.

La notizia che mi ero fidanzato giunse presto alle orecchie di Lorena, la mia grande fiamma. Un giorno la vidi nel suo quartiere e lei mi disse: "Bella la tua ultima poesia. Auguri per te e per la tua fidanzata". Ma io replicai: "In realtà non sono fidanzato. Sto uscendo con Gerardina per fare un piacere ad un amico". Ma lei ribatté: "Ma io sono contenta per te. Sei un bravo ragazzo, te lo meriti e non sono affatto gelosa. Ci vediamo!". Quell'incontro da un lato mi turbò, nel senso che pensai che ora le mie lettere a Lorena erano meno credibili; dall'altro però mi fece riflettere sul fatto che Lorena, forse inconsciamente, aveva dimostrato un po' di gelosia.

Preparai una nuova lettera d'amore per Lorena, in cui ribadivo che la mia unica fiamma era lei, che avevo già lasciato Gerardina e che anzi tra di noi non c'era mai stato niente. Andai quindi al quartiere di Lorena. Per caso vidi Marianna, la sua amica, che mi fermò, dicendomi che mi doveva dire una cosa importante per me. Intuii che qualcosa di positivo doveva essere. "Francesco", disse Marianna, "Lorena mi ha confidato che ti darebbe un bacio". Tanto dall'emozione, mi mancava quasi il respiro e domandai: "Quindi ho delle possibilità di fidanzarmi con Lorena, secondo te?". "No", rispose Marianna, "ti darebbe un bacio solo per compiacerti, visto che sei tanto innamorato di lei e le scrivi lettere bellissime. Sarebbe una specie di premio".

Aspettai, dunque che Lorena uscisse di casa e, appena la vidi, le dissi che le dovevo parlare un attimo in privato. Andammo quindi in un luogo più isolato, il cuore mi tambureggiava violentemente, la presi per mano e le dissi: "Lorena, so che non sei interessata a me, malgrado io ti ami profondamente. Puoi però darmi solo un bacio, per poter ricordarmi un domani che le favole esistono?". Lei non mi rispose, ma mi fissò negli occhi accennando un sorriso. Capii che lei mi offriva volentieri le sue labbra e mi persi in un bacio così emozionante, che ancora oggi lo ricordo come uno dei più belli della mia vita.

Da quel giorno nacque una bellissima storia d'amore con Lorena, anche se dopo qualche mese finì, come capita a quasi tutte le storie di ragazzini. In futuro venni a sapere che avevo un'altra ammiratrice: Marianna, l'amica di Lorena. In un periodo in cui ero abbastanza libero, mi dedicai anche a lei. Ma questa è un'altra storia e prescinde dallo scopo di questa guida. Gli insegnamenti di queste storie sono due: il primo è che non bisogna disdegnare di fare esperienze anche con ragazze brutte; il secondo è che fare ingelosire una ragazza, anche inconsapevolmente, giova. Se non ci fosse stata Gerardina, probabilmente non ci sarebbe stata la "mia" Lorena.

Meritano di essere raccontate altre due storie di quando ero un ragazzino. Sul lungomare di Salerno passeggiavo spesso con un amico di nome Crispino. Ogni tanto si fermava con noi la sorella di nome Rachele, che scambiava con noi qualche battuta. Non era brutta, ma era timida, non era curata, il classico tipo casa e chiesa. Per scherzare le dicevo sempre: "Ciao Rachele, il fidanzato dove lo hai lasciato?". E lei bofonchiava qualcosa di incomprensibile. Un sabato notai che uscì con una bella gonnellina a fiori ed i suoi capelli erano stati da poco preparati dal parrucchiere. Senza malizia mi venne spontaneo sfiorarle i capelli dicendo: "Che bei capelli stasera". Notai un certo turbamento da parte di lei ed i suoi occhi che si chiudevano; tuttavia salutai e andai per la mia strada. Il sabato successivo Crispino mi disse che la sorella mi doveva parlare. L'attendemmo quindi davanti ad un bar e poi, io e lei, ci isolammo dal resto della comitiva per qualche minuto. Rachele, quasi ansimando, con un certo rossore sulle guance, mi disse: "Non sono mai stata fidanzata ed il primo ragazzo che mi piace sei tu. L'ho scoperto sabato scorso. Ho qualche possibilità con te?" Io, che già immaginavo da prima cosa mi volesse dire, le risposi: "Mi dispiace, io sono un tipo inaffidabile con le donne. Sono uno spirito libero. Non mi piace ingabbiarmi in una relazione". Ma lei insistette: "Dai almeno, pensaci". Allora, per liberarmene elegantemente, le dissi: "Ok, dammi un mese per pensarci". Tempo dopo scoprii che lei aveva un diario segreto in cui quotidianamente scriveva i giorni rimanenti allo scadere del mese. Inutile dire che, in questo mese, non volli mai vedermi da solo con Rachele: non mi piaceva. Allo scadere del mese mi telefonò per dirmi che voleva vedermi. Io le dissi che potevo parlare anche per telefono; ma lei insistette ed io accettai di vederla. La sera stessa ci sedemmo su una panchina e lei guardandomi fisso negli occhi mi chiese: "Allora?". Distolsi lo sguardo e le risposi: "Purtroppo non sento nulla per te. Mi dispiace". Vidi nei suoi occhi una delusione immensa e non disse nulla per qualche minuto. Poi tornò alla carica dicendo: "Ma almeno un bacio me lo dai?". Risposi io: "Anche per rispetto a tuo fratello non posso farlo".

Qualche sera dopo andai con il mio amico Antonio sul lungomare a conoscere ragazze. Facevamo a gara io e lui a chi ne conosceva di più in una serata. Poiché il nostro approccio era scherzoso, eravamo bei ragazzi, ben vestiti, sempre sorridenti, la percentuale di riuscita era superiore al settanta per cento. In una serata riuscivamo a conoscere anche trenta ragazze. Dunque, passeggiando, vidi una ragazzina molto carina: magra, mora, con gli occhi verdi e vestita con una corta gonnella. Subito pensai che la dovevo conoscere: mi piaceva molto. Era in compagnia della sorella. La fermai dicendo: "Ciao ti ricordi di me? Sei l'amica di Rosa vero?" Lei mi guardò e sorridendo disse: "Rosa di Siano? Non credo che ci conosciamo: io non sono di Salerno". Risposi sorridendo a mia volta: "Ho tentato. Mi è andata male. Comunque, piacere Francesco". Stesi la mano e lei ricambiando disse: "Piacere, Lara. Che fate di bello?". Risposi in tono scherzoso: "Andiamo a conoscere donne!". Sorridendo lei esclamò: "In effetti, sul lungomare questo si fa: si conosce!". Per una decina di minuti ci fu una conversazione piacevole e scoprii che lei andava a mare al lido privato vicino al mio. Non dissi che sarei andato a trovarla. Anzi chiusi io la conversazione dicendo: "Ora torniamo ai nostri impegni di seduttori. È stato un piacere. Buona serata".

Il giorno dopo continuavo a pensare a Lara e decisi che doveva essere mia. Dovevo provarci, non mi bastava una conoscenza superficiale! Convinsi quindi Antonio ad andare a mare al mio lido, per poi trasferirci al lido che frequentava Lara (sperando di trovarla). Per nostra fortuna la rivedemmo e lei ci chiese: "Ciao, che ci fate qui?". Risposi fingendomi sorpreso: "facevamo una passeggiata sulla riva. Come ti dissi ieri, io sto al lido vicino. Che fai di bello?". "Ovviamente il bagno. E ci piace anche giocare a pallavolo in acqua. Se volete unirvi alla nostra comitiva…". Non me lo feci dire due volte e nel corso della giornata riuscii a conoscerla meglio e a scambiarmi il numero di telefono. Non ebbi il coraggio subito di chiederle un appuntamento per la sera; ma lei stessa mi disse che forse sarebbe uscita al lungomare.

Verso le nove di sera uscii e, ovviamente, andai al lungomare, dirigendomi verso la stessa zona in cui avevo conosciuto Lara la sera precedente. Con mio grande disappunto però trovai Lara e la sorella in compagnia di due militari! Non si stavano baciando. Pensai che io non potevo rivendicare nessuna pretesa: non ero il fidanzato. Tuttavia mi ingelosii a tal punto che dovevo fare qualcosa: non potevo vedere la mia Lara parlare con un altro uomo. E poi un militare! Si sapeva che i militari facevano solo avventure! Comunque decisi di fare buon viso a cattivo gioco. Salutai Lara, che vidi poco turbata nel vedermi, augurandole una buona serata. E anche lei ricambiò l'augurio amichevolmente. Le cose si mettevano male e dovevo tentare una strategia d'urto se non volevo farmi scappare la mia amata .

Mi venne un'idea. Mi congedai da Antonio, dicendogli che avevo un impegno improvviso e corsi a telefonare Rachele. La trovai a casa e quando le parlai quasi non credeva che ero io. Le dissi: "Rachele, ho ripensato alla tua proposta e penso di volerti dare un'occasione. Però, prima che cambio idea, devi uscire ora. Ti vengo a prendere con il motorino e andiamo sul lungomare". Lei replicò dicendo: "Che sorpresa. L'unica cosa che non sono pronta. Come faccio, così all'improvviso…" Ma io dissi categorico: "O vieni ora o perdi l'occasione! Poi basta che metti la gonna ed esci di casa. Ci vediamo tra dieci minuti vicino casa tua". Rachele annuì ed io corsi a togliere la catena dal motorino per poi precipitarmi da lei.

Aspettai vicino casa di Rachele solo pochi minuti e lei salì in sella al mio vecchio motorino piena di emozioni e con gli occhi che le brillavano di felicità. Durante il breve viaggio che facemmo per giungere al lungomare, mi strinse forte per timore di cadere dal motorino (non credo che fece un grosso sacrificio).

Una volta arrivati a destinazione lei mi chiese cosa avremmo fatto. Io le dissi che ci saremmo seduti su una panchina perché dovevo parlarle; però prima avevo bisogno di passeggiare. In realtà cercavo Lara, sperando che non era già in un luogo isolato a baciarsi con il militare. Per fortuna la trovai quasi nello stesso punto in cui l'avevo lasciata e nelle stesse condizioni. Potevo dunque tentare l'azzardo.

Accertandomi di essere visibile agli occhi di Lara e dopo esserci scambiati un segno di saluto, chiesi a Rachele di sederci. La presi per mano e guardandola negli occhi le dissi: "Ho pensato a noi due e mi sono chiesto perché non darti un'opportunità. In effetti un poco mi piaci". Rachele guardandomi negli occhi replicò: "Che bello quello che dici". Mentre stava finendo di parlare, mi avvicinai alle sue labbra e le diedi un bacio lungo e intenso e poi altri ancora, per alcuni minuti. Poi le chiesi se le andava un gelato e ci dirigemmo verso la direzione di Lara.

Passai proprio a pochi centimetri da dove si trovava Lara e, senza nemmeno salutarla, la guardai. Mi sembrò di scorgere sul suo viso un certo turbamento. Ma forse mi ero sbagliato, anche perché ci eravamo guardati solo un attimo fugace.

Passeggiai quindi con Rachele, che era al settimo cielo
per la gioia di aver baciato il primo ragazzo della sua vita.
Ogni tanto mi chiedeva se aveva speranze di essere la mia
fidanzata ed io le rispondevo che tutto poteva succedere.
Mangiammo prima una pizzetta e poi un gelato. Poi dopo
circa un'ora tornammo a passeggiare per il lungomare.

Mentre passeggiavo vidi una scena che non avrei voluto
vedere: Lara era mano nella mano con un militare. Ma
non solo. Passando di fronte a me, mi salutò con un
sorrisetto. Io ero turbato, ma feci finta anche io di
sorridere e, stringendo di più la mano di Rachele,
ricambiai il saluto.

Rachele mi chiese se io e Lara ci conoscevamo, se per
caso lei era la mia ex. Io dissi che ci conoscevamo appena.
Ma poi, fingendo un mal di testa (o forse lo avevo
veramente) riaccompagnai Rachele a casa, dicendole che
ci saremmo visti nei giorni successivi.

Tornai a casa cercando di non pensare che, in quei
momenti, Lara poteva essere in riva al mare, immersa
nell'estasi di baci mozzafiato che si scambiava con il
militare. Non potevo permettere che questa cosa
avvenisse; e se anche fosse avvenuta quella sera, dovevo
bloccarla sul nascere. Decisi che la mattina dopo dovevo
andare al lido frequentato da Lara e tentare il tutto per
tutto.

Così feci e trovai Lara intenta a tuffarsi nel mare. Le
dissi: "Ciao tutto bene?". Lei rispose ironica: "Direi di sì,

un'estate molto movimentata! E tu dove vai?". "Come vedi vengo proprio da te. Ti vorrei parlare" dissi io. Ma replicò lei sarcastica: "Non credo che possiamo. La tua fidanzata sarebbe gelosa. A proposito auguri!".

"Ma dai, non è come sembra. Ti spiego tutto" dissi io risoluto. "E come dovrebbe essere? Mi prendi in giro?" rispose lei irritata.

Riuscii a convincerla ad andare al bar del lido per parlare con più calma. Le chiesi di guardarmi negli occhi, anche per far giudicare a lei stessa se le dicevo il vero o recitavo. Dunque le dissi: "Lara, dal primo momento che ti ho vista mi è subito battuto forte il cuore. Ho avuto una sensazione mai provata prima. Credo che hai capito perché il giorno dopo mi fiondai al tuo lido. Solo che la sera ti vidi con un militare e mi ingelosii. Fino ad ora non avevo mai provato questo sentimento. Poi un militare! Per definizione sono dei playboy che cercano avventure fugaci. Dovevo fare qualcosa e, forse, per vendicarmi contattai una ragazza che avevo rifiutato da molto tempo. Ho agito con irrazionalità. Di Rachele non mi importa nulla. Quello che hai visto ieri sera era solo una scenetta per cercare di farti ingelosire. Lara, mi sono pazzamente innamorato di te!". Detto questo, timidamente, misi la mia mano nella sua. Vidi i suoi occhi illuminarsi, farsi più dolci. Poi mi chiese solo: "Quindi stasera non esci con lei?". "Ma assolutamente no!" risposi. "Rachele è l'ultima donna al mondo con cui uscirei. E poi stasera sono impegnato con te. Ho qualche speranza? O il tuo cuore è già impegnato?" Lei mi fece un sorrisetto dolce e dai suoi occhi capii che potevo baciarla. Fu un bacio abbastanza moderato perché eravamo in pubblico. Ma quando ci alzammo non resistetti: mi persi in uno degli abbracci più emozionanti della mia vita. Lei, sospirando, mi disse ad un certo punto di fermarmi, altrimenti avrebbe dovuto presentarmi alla mamma prima del tempo opportuno. Io per scherzare le dissi: "Fai pure, presentami tutti i tuoi familiari". Lara fu la mia fidanzata per alcuni mesi. E ancora conservo le foto scattate con lei.

E Rachele? Ovviamente non la chiamai più mentre ero con Lara. Una sera, però era uscita con una sua amica e mi vide felicemente abbracciato con Lara. Sentii in lontananza Rachele esclamare: "Ma ci vedo bene?". "Ci vedi benissimo. Vedi che mascalzone, Francesco!" replicò l'amica, che non aveva mai nutrito simpatia per me. Questa scena, cari lettori, oltre a farmi ridere tanti anni fa, mi diverte ancora oggi. Quella che invece scoppiò in un fiume di lacrime fu Rachele. Far piangere una donna al dirotto per amore non capita sempre nella vita. Ma se capita vuol dire che quella donna farà tutto per te, sia che la tratterai bene, sia che la tratterai male. Quando poi mi lasciai con Lara, qualche volta avrei consolato le lacrime di Rachele. In fondo lo meritava!

Sempre da ragazzino, sperimentai che nei paesi le probabilità di successo con le donne aumentavamo in maniera esponenziale.

All'epoca, per guadagnare qualcosa, a volte, andavo ad aiutare mio zio, che ha un negozio di fiori. Una volta ebbi il compito di consegnare una bellissima composizione floreale in un paese che si chiama Siano. Il collaboratore di mio zio mi ci accompagnò con la macchina ed io avevo il compito di trovare l'indirizzo della persona a cui dovevano andare i fiori. Pensai di chiedere a qualcuno (ovviamente ad una ragazza) dov'era la via che mi interessava. Così feci e una ragazza della mia età subito mi chiese chi cercavo e, una volta che le dissi nome e cognome di riferimento, si offrì di accompagnarmi fino a lì. Ma non solo: una schiera di ragazzine incuriosite mi accompagnarono a destinazione. Mi presentai a diverse di loro, promettendole che sarei tornato al paese il sabato successivo. In quel momento, purtroppo, stavo lavorando. Prima di allora non avevo mai avuto nella mia vita un numero così alto di ragazzine incuriosite da me. Mi sentivo quasi come Raul Bova. Pertanto dovevo tornare in quel paese assolutamente.

Il sabato successivo, io e il mio amico Antonio andammo ad esplorare Siano. Ovviamente rividi alcune delle ragazzine che già conoscevo, ma non mi fermai a parlare con loro tutto il tempo. Dovevo fare la solita gara con Antonio a chi conosceva più ragazzine in una serata. In questo caso le tecniche di approccio si rivelarono semplicissime. Bastava domandare: "Scusa, sono di Salerno. Mi puoi indicare una buona pizzeria?". Tutte rispondevano, alcune addirittura mi accompagnavano a destinazione ed io approfittavo per presentarmi. Poi chiedevo che cosa c'era di bello da fare in paese. E loro rispondevano: la discoteca all'aperto, la festa di San Rocco, la sagra ed altre belle iniziative che organizza il Comune in estate. In una sola serata riuscii a conoscere una cinquantina di ragazze. Riuscii a superare tutti i record raggiunti a Salerno. Ovviamente, presi il numero telefonico delle più belle ragazze. Ed è ovvio che le più carine le ricontattai. A Siano ebbi una marea di avventure amorose. Ma questa è un'altra storia e sarà oggetto di un altro libro. Le stesse avventure le vissi in altri paesi della Provincia di Salerno come Bracigliano, San Valentino Torio, con gli stessi risultati.

Mi sono spesso chiesto come mai nei paesi avessi tutto questo successo. Parlando anche con le ragazze, ho capito che esiste il così detto "fascino del forestiero". Un ragazzo di un altro paese incuriosisce di più di uno del paese; un ragazzo della città capoluogo di Provincia attira di più di uno del paese. Il meccanismo forse è lo stesso di quando i ragazzi italiani vanno all'estero ed in particolare nell'est europeo o in Brasile. Noi italiani abbiamo un'ottima reputazione: non solo siamo visti come più facoltosi, ma siamo più romantici, seduttivi, misteriosi di altri uomini. Forse corteggiamo anche di più e meglio.

Infine vi voglio raccontare un episodio accaduto a Siano. Anche i ragazzi del posto erano ospitali e simpatici. Solo che invece di andare in giro a conoscere le bellissime ragazze del paese, stavano prevalentemente chiusi nei bar a giocare ai videogiochi. Una volta decisi di andarci anch'io e chiesi al un ragazzo chi era la ragazza più bella del paese, secondo lui. Mi mostrò una bellissima brunetta di nome Fiorella, alta, magra, formosa, che poteva somigliare un poco a Monica Bellucci. Chiesi al ragazzo se lui ci aveva mai provato. Mi disse che aveva provato, timidamente, a parlarci, ma lei non lo aveva nemmeno degnato di uno sguardo. Uscii dunque dal bar e aspettai il momento propizio per conoscere Fiorella. Aspettai il momento in cui non era impegnata in altre conversazioni e le dissi: "Ciao Fiorella. Sono Francesco da Salerno. Ti ricordi di me?". Lei, sorpresa, replicò: "Ma come fai a conoscere il mio nome"? Risposi sorridendo: "Dopo gli attimi indimenticabili vissuti insieme, non ti ricordi nemmeno chi sono?" Lei mi guardò meglio e replicò: "Non credo proprio che li abbiamo vissuti. Ma mi dici quando ci siamo conosciuti?". Risposi io: "Questo è un mio segreto e per ora non te lo posso rivelare. Ma fatti fare piuttosto una domanda seria: ti vuoi fidanzare con me?". La "mia" Fiorella, da un lato mostrò un visetto tinto da un leggero rossore e, dall'altro, appariva sorpresa dalla mia sfrontatezza. Stette qualche secondo in silenzio, fissandomi. Poi disse: "Non si parte prima da un caffè magari?" "Eh" riposi io, "ma ora sono cambiati i tempi. È tutto più veloce. Ma proprio perché sei bella come Monica Bellucci, mi accontento del caffè. Possiamo andare ora?". Lei replicò: "Veramente stavo tornando a casa. Ad una certa ora ho la ritirata. Se vuoi ci possiamo vedere alle otto domani sera davanti alla Cattedrale". Io annuii e già iniziai a pensare all'appuntamento del giorno dopo.

Il giorno dopo, con una certa sorpresa, vidi arrivare Fiorella, al posto e all'ora in cui avevamo appuntamento. Mi accolse con un sorriso. A me batteva forte il cuore: un'occasione del genere, un appuntamento con una ragazza così bella, non mi era mai capitata nella vita. Per fortuna mi ero studiato a tavolino tutti i dettagli della conversazione che dovevamo affrontare. Dopo aver scelto un bar carino al centro del paese, iniziai a parlare dei più bei posti di mare della Costiera Amalfitana dove andavo spesso (in realtà non ci ero mai stato), di viaggi in Australia o in Inghilterra (dove non ero mai andato), delle mie ambizioni lavorative (dissi che avrei voluto diventare notaio), dissi che mio padre era direttore di una scuola (in realtà era semplice insegnante), parlai di tutta una serie di cose interessanti, che potevano attrarre. Vidi che lei ascoltava interessata, sorrideva e mi faceva delle domande generali. Io invece le feci tutte domande scherzose: dove aveva nascosto il fidanzato quella sera, se aveva avuto meno di cento uomini, se aveva mai pensato di diventare suora.

Mi impegnai affinché non ci fosse nessun minuto di silenzio. Ma non mi sforzai molto: quando una ragazza ti piace, le belle parole escono spontaneamente e potresti conversare per ore ed ore. Certo, avevo tutto il discorso preparato su un diario, nel caso l'emozione avesse preso il sopravvento. Ma non ce ne fu bisogno.

Decidemmo quindi di trascorrere un altro po' di tempo seduti sulle scale della chiesa. Mi sedetti molto vicino a lei. Mi chiese delle mie ex. Io gliene parlai, aggiungendo un po' di poesia alla narrazione, ma facendo una marea di complimenti ai suoi capelli (li sfiorai), al suo viso dolce (lo accarezzai tenuamente). Poi, quando le sfiorai con la punta delle dita le sue gambe, la sentii sospirare e pensai che era il momento giusto per attaccare. Le diedi un bacio tenerissimo e poi altri ancora. Poi, quando si fece l'ora di salutarci, la accompagnai mano nella mano fino ad un certo punto della strada e la salutai con un bacio appassionato. Il sogno si realizzava. Per circa un mese Fiorella fu la mia fidanzatina. Nel paese tutti mi guardavano con invidia e divenni famoso. In futuro, grazie alla mia fama, avrei fatto tante altre stragi di cuori.

Caro lettore, ti starai chiedendo se ingannare, dire bugie, ingigantire le situazioni sia corretto. La mia risposta è positiva. In una prima fase del corteggiamento è necessario usare delle tecniche. O vuoi essere serio e noioso come i ragazzi del bar del paese? In una fase iniziale le donne vanno ingannate. Se non inganni, molte volte ti inganneranno loro. In amore non esiste il principio meritocratico: se non piaci, nessuna ragazza ti vorrà perché sei bravo e serio. Diventa serio, se vuoi, ma dopo che hai conquistato la donna. Le tecniche della seduzione possono essere usate anche a fin di bene. Se ami veramente una donna, vuoi avere una relazione seria, la prima attività è conquistarla. E per farlo devi usare tecnica. Poi puoi mostrarti serio, romantico, amante della famiglia e tutto il resto.

Sedurre al mare o in vacanza è una delle cose più semplici per un Don Giovanni. Il mare, il sole, il luogo turistico predispongono gli animi ad essere aperti verso gli altri e ad aprire il cuore a nuovi amori.

Al mare basta avere un pallone e si possono fare tutte le conoscenze femminili che si vogliono. Tutte le donne amano giocare a pallavolo, a mare o sulla sabbia. Ed anche se non hai il pallone basterà chiedere: "Posso giocare anch'io?" e difficilmente ti diranno di no. Se sai suonare la chitarra o altri strumenti, attirerai subito l'attenzione di molte donne. Ci sono mille modi per rendersi interessanti.

Se poi frequenti uno stabilimento balneare tutta l'estate, il lavoro di conoscere le donne viene quasi azzerato. In poco tempo conoscerai senza problemi tutte le ragazze del lido. Il condividere momenti piacevoli spinge a socializzare: su molti lidi si gioca, si balla, ci sono i bar; si fa veramente di tutto.

Una volta ero in uno stabilimento balneare e, per attirare l'attenzione, decisi di mostrare le mie decine di foto scattate con le ragazze di "Non è la Rai", un programma televisivo molto famoso negli anni novanta, in cui bellissime ragazzine ballavano e cantavano. Per scattare queste foto mi era bastato andare a Roma al centro Palatino e aspettare le ragazze prima che entrassero in trasmissione: nessuna rifiutò di farsi fotografare con me.

Ebbene, in pochi minuti le mie foto passarono tra le mani di decine di ragazze, forse centinaia. E divenni la star del lido. Ero considerato un playboy, solo per essere stato fotografato con ragazze famose. Ovviamente sfruttai questa mia fama per approcciare con le ragazze più belle.

A volte bisogna solo assecondare la fortuna e, senza impegno, si possono fare conquiste inimmaginabili.

Una volta ero nell'autobus insieme ad un amico e stavamo andando ad uno stabilimento balneare. Parlavamo di vacanze, di donne e ci raccontavamo storie. Ad un certo punto il mio amico mi disse: "Te ne sei accorto che quella ragazza ti guarda incessantemente da quando siamo qui?". Io, sorpreso, gli risposi di no e inquadrai la ragazza che mi fissava: era molto carina, snella e con dei bei riccioli marroni. Poi riuscii ad ascoltare cosa le diceva l'amica: "Marica, io al tuo posto andrei vicino e mi presenterei. Non lasciarti scappare l'occasione". Subito iniziammo a guardarci a vicenda e a sorriderci. Ma dopo qualche minuto le due amiche erano arrivate a destinazione e scesero dall'autobus. Io e Marica ci continuammo a guardare; lei mi guardava quasi in lacrime e mi salutò con la mano. In quel momento sentii una voce interiore che mi diceva: "Vai da lei!". Allora gridai all'autista che dovevo scendere urgentemente e lui mi accontentò. Appena sceso dall'autobus iniziai a correre e Marica fece lo stesso nei miei confronti. E sapete come ci presentammo? Con un abbraccio forte! Questo modo di presentarmi è stato unico e quella di Marica è stata una delle conquiste più belle della mia vita.

In generale in vacanza si possono dire una marea di bugie per apparire seduttivi: puoi dire di essere ricco, famoso, si possono inventare avventure mai vissute. Dove nessuno ti conosce, puoi essere chi vuoi. Puoi promettere mari e monti alle donne: l'importante è che reciti la parte in maniera credibile; altrimenti, soprattutto le donne più esperte, scopriranno l'inganno. Come tutte le arti, si impara a mentire con naturalezza con la pratica. Quindi non spaventatevi se qualche volta ci sarà un insuccesso in qualche approccio seduttivo.

La forza delle parole seduttive è veramente straordinaria. Con la forza delle parole ho visto dei mentecatti riuscire ad avere avventure con modelle, attrici o figlie di uomini facoltosi. Più in generale, ho visto che, con le parole seduttive, cialtroni possono diventare milionari.

All'estero il suddetto discorso è ancora più accentuato. Ho conoscenti che sono semplici operai e che, in paesi come Cuba o il Brasile, si sono spacciati per uomini facoltosi. Alcuni di loro, oltre a vivere numerose avventure con bellissime ragazze, si sono felicemente sposati e le loro mogli, dopo aver scoperto che erano persone normalissime, li hanno "perdonati". E non potrebbe essere diversamente: quando una donna è innamorata perdona diverse malefatte, a volte anche i tradimenti.

Per quanto riguarda l'Est europeo, sono testimone diretto sul fatto che le donne sono attratte fortemente dall'uomo italiano. Sei italiano? Allora non hai bisogno delle tecniche di seduzione: piacerai a quasi tutte le donne solo perché sei italiano. Io sono stato in Albania, Montenegro e Bielorussia. Qui l'uomo italiano non è visto solo come più facoltoso di altri uomini, ma soprattutto è più intrigante, più dolce, sa corteggiare di più rispetto agli uomini del posto, che sono più freddi.

Vi voglio raccontare di un episodio avvenuto in Albania, un paese che amo particolarmente: il mare e i paesaggi sono bellissimi, quasi tutti conoscono l'italiano, la vita è molto meno cara che in Italia, tutti sono gentilissimi.

Ero in vacanza a Tirana e un pomeriggio vidi una bella moretta sui trent'anni che passeggiava. Subito mi avvicinai per chiedere dove fosse il bar più vicino. Parlava un italiano perfetto e si offrì di accompagnarmi a destinazione. Mi raccontò che era vicedirettrice di un'azienda tessile italiana, che aveva investito in Albania. Mi chiese per quale affare ero in Albania. Io prima, scherzando, dissi: "Per fidanzarmi con te". Ma poi precisai che ero in vacanza. La cosa la meravigliò molto, perché in genere gli italiani vanno in Albania per affari. In ogni caso, arrivati a destinazione, le chiesi se mi faceva compagnia e lei accettò immediatamente. In quel caso non ebbi bisogno di usare nessuna tecnica di seduzione: Yona (così si chiamava) pendeva dalle mie labbra e ci raccontammo la nostra vita. Lei mi chiese solo se ero un playboy o un vagabondo ed io ovviamente risposi di essere un ragazzo serio. Una cosa che mi sorprese è che volle pagare categoricamente lei il conto (disse: "Io lavoro"). Bene!

La sera stessa decidemmo di cenare insieme in un ristorante specializzato nei piatti a base di pesce. Non persi tempo e durante la cena, in cui parlammo di argomenti scherzosi, prima le diedi la mano e poi, guardandola con sguardo innamorato, le dissi che mi piaceva. E subito ci fu il bacio, più baci, che si moltiplicarono nel corso della serata.

Il giorno dopo ci vedemmo e Yona mi disse: "In Albania una ragazza non sposata a trent'anni è considerata un'anomalia. I ragazzi qui si sposano tutti a vent'anni. I miei genitori mi spronano ogni giorno a trovare marito. E se non lo farò in pochissimo tempo mi vogliono far sposare un albanese, amico di famiglia, che ora lavora in Olanda e che non conosco nemmeno. Per questo ti chiedo: sei interessato a me? Verresti stasera a casa mia a conoscere i miei familiari?". Questa domanda mi spiazzò, ma subito risposi sorridendo: "Forse è un po' presto. Ma accetto di conoscere i tuoi familiari, soprattutto per gelosia. Non ti voglio vedere rotolarti nel letto con un altro uomo".

La sera stessa, Yona e il fratello, mi vennero a prendere all'hotel dove soggiornavo con una bellissima Mercedes. Quando arrivammo a destinazione rimasi stupito:

vivevano in una villa di tre piani con annesso un terreno ricco di piante, fiori e frutteti. E questo quasi al centro di Tirana. Mi accolse prima la madre, una casalinga molto gentile e sorridente, che mi offrì ogni genere di leccornia. Poi arrivò il padre, un signore molto elegante, che mi parlò della sua professione di avvocato, anche perché anch'io sono laureato in giurisprudenza e abilitato alla professione e gli facevo molte domande. Brindammo quindi tutti insieme con una grappa speciale fatta in casa. Poi prese la parola la madre di Yona dicendo: "Noi siamo musulmani, anche se non integralisti, e crediamo molto nel valore del matrimonio. La famiglia viene prima di ogni cosa. Per questo se avete intenzione di sposarvi Yona verrebbe senza problemi in Italia lasciando il lavoro. Se volessi tu vivere a Tirana, abbiamo già una casa pronta per voi e mio marito avrebbe molte conoscenze per farti lavorare in qualche ufficio legale di multinazionali italiane". Io, molto sorpreso, risposi: "In questi giorni decideremo io e Yona".

Di notte pensai: *"con quanta facilità avrei casa e lavoro a Tirana; a Salerno mi sognerei tutto questo!"* Ebbi un piccolo dubbio se accettare la proposta. Ma poi pensai che non ero pronto. Mandai un messaggio fingendo che avevo avuto un lutto in famiglia e dopo un giorno ripartii per l'Italia.

Sedurre all'università è molto facile, anche perché molto spesso, se si è colleghi, si condividono obiettivi, aspirazioni, interessi, sogni. In questo caso, però, occorre essere meno diretti di quando si conosce per strada o in vacanza.

Se poi si seguono gli spessi corsi, riuscire a sedurre la ragazza che piace è un gioco da ragazzi. Basta essere attivi: per esempio io registravo le lezioni del professore e spesso le ragazze mi chiedevano la copia di una registrazione di una lezione; oppure altre mi chiedevano se ci volevamo alternare nella registrazione e riscrittura delle lezioni. Ovviamente io non potevo negare nessun tipo di collaborazione alle dolci donzelle. Una volta acquisita una discreta conoscenza della ragazza che mi piaceva e dei suoi migliori amici, mi inserivo nel gruppo di studio della bellezza prescelta. Nel caso in cui non faceva parte di nessun gruppo di studio, lo proponevo io. I casi erano due: se avevo notato un certo interesse da parte della ragazza, le chiedevo se le andava di studiare insieme, visto che farlo in compagnia avrebbe spronato entrambi a rispettare un certo programma di lavoro; se invece la ragazza non mi avevo dato ancora segnali positivi, provavo prima a sondare il terreno con i suoi amici, al fine di creare un gruppo di studio collettivo.

Una volta raggiunta una certa confidenza, poi mi mostravo deciso nelle mie aspirazioni: ad esempio mi mostravo sicuro di poter diventare notaio (una delle massime aspirazioni dei laureati in giurisprudenza). Spesso parlavo del futuro, cercando di coinvolgere la mia fiamma di turno. Parlavo ad esempio di aprire un grande studio legale in cui io avrei trattato la materia del diritto civile e la ragazza la materia del diritto penale. Con l'immaginazione e mostrandosi decisi si può conquistare qualsiasi tipo di donna, anche le più ricche e altolocate. La parola, l'immaginazione è un'arma potentissima. A volte mi spingevo oltre e dicevo scherzando che nostro figlio si sarebbe invece occupato di diritto tributario. Questo è un metodo per ingenerare nella donzella la sensazione di essere già una coppia. In questa fase poi usavo le tecniche di seduzione classiche: dicevo di non essere fidanzato, ma di frequentare molte donne; cercavo di suscitare un minimo di gelosia; alternavo giorni in cui mi mostravo interessato e altri in cui non mi facevo sentire proprio.

E quante fidanzatine sono riuscito a cambiare facendo il "professore" di materie giuridiche! Avendo superato con successo l'esame di "Istituzioni di diritto privato", mi proponevo alle ragazze del primo anno di giurisprudenza come esperto della materia (in parte lo ero) e offrivo loro delle lezioni gratuite. Andando a casa loro si creava subito una certa intimità sia con la ragazza sia con la sua famiglia. Spesso mi volevano pagare ed io, rifiutando categoricamente i soldi, dicevo che al massimo avrei accettato una pizza a casa o in un ristorante. Altre volte ovviamente si usciva in pausa, tra un argomento di una lezione ed un altro. E ovviamente in questi momenti mettevo in atto le mie tecniche. Un elemento è da evidenziare: le mie strategie erano facilitate dalla circostanza che, come "docente", esercitavo un certo fascino.

Un appunto: io ho sempre esercitato un certo ascendente da parte dei genitori delle donzelle, in quanto ho l'aspetto di un bravo ragazzo. Ma avere il consenso dei genitori è negativo. Le ragazze tendono ad agire in modo contrario a quello che viene detto o consigliato dai genitori. Quindi, caro aspirante seduttore, non cercare mai di piacere ai genitori della tua "preda". Quando una ragazza mi diceva che io piacevo ai suoi genitori io subito rispondevo: "Cara, se loro sapessero chi si cela dietro questo viso da angioletto, cambierebbero idea!".

Conoscere e sedurre al cinema o al teatro è meno facile, ma sempre possibile. Bisogna cercare di sedersi vicino alla donzella e, con discrezione, commentare il film o la scena che si sta vedendo. Se la ragazza è la prima a commentare bisogna confermare le sue parole con le nostre. Bisogna mostrarsi esperti di quel genere di film o di opere teatrali.

Molto spesso al cinema ci sono generi di film più adatti ai seduttori: dalla mia esperienza, sono riuscito a conquistare più ragazze se il film è sentimentale, comico o erotico.

Una volta andai a vedere "Cinquanta sfumature di grigio" con amici e subito notai che c'erano una marea di signorine già eccitate, ancora prima di vedere il film. Ci posizionammo vicini ad un gruppetto di ragazze molto carine e durante il film erano più loro che noi a proferire commenti spinti sul film. Questo certo non ci diede fastidio e anche noi facevamo le nostre considerazioni "piccanti". Alla fine del film le ragazze erano positivamente turbate dallo spettacolo ed io proposi loro di andare a bere qualcosa per "riprenderci" dal film. Loro accettarono volentieri. Poi andammo a ballare. E la notte fu lunga con la mia ragazza preferita di quel gruppetto di ragazze scatenate!

Anche per sedurre in discoteca ci sono delle tecniche particolari da seguire.

La prima regola è quella di vestirsi bene. Contrariamente ad altre occasioni, qui la parola conta pochissimo, per un motivo ovvio: il frastuono delle casse non permette di fare una conversazione degna di questo nome. Dunque occorre mettere vestiti alla moda, senza tuttavia snaturare troppo il proprio stile. Proprio in discoteca si possono sperimentare nuove mode e nuovi look. Con riguardo a quest'ultimo aspetto, è preferibile avere capelli corti, barba perfettamente rasata, profumo gradevole; se si vogliono tenere i capelli lunghi occorre curarli con dedizione e applicare molto gel per abbellirli. Quindi, in discoteca, il tuo aspetto contribuirà per circa il 50% nella tua impresa di seduzione!

La seconda regola è quella di sorridere e mostrarsi felici. Se sei triste o hai avuto un lutto in famiglia meglio rimandare la caccia alle belle donne. Il tuo sorriso deve essere spontaneo, devi mostrare spensieratezza. Solo in questo modo, guardando la ragazza che ti piace, potrai essere ricambiato. Anche in queste occasioni vige il principio di reciprocità. I sorrisi sinceri attirano sorrisi. Spesso sorridendo spontaneamente mi hanno ricambiato il sorriso; ed a quel punto il dire "Ciao, sono Francesco" è stato naturale.

La terza regola è quella di prendere il tuo spazio e di inquadrare la tua preda. In discoteca ci sono centinaia di belle ragazze e, tra un sorriso ed un altro, tra le mille occasioni teoriche, rischi di non ottimizzare i tempi e di non concludere niente. Pertanto è preferibile entrare nel locale presto, ad inizio serata: in questo modo potrai inquadrare le comitive di ragazze single o le ragazze fidanzate (evitandole) e potrai scegliere quella più carina, quella che merita di essere conquistata. Andando al locale presto, forse, eviterai che la tua donzella cada tra le braccia di un seduttore più veloce di te. Da evitare come la peste sono i luoghi super affollati dove ci si calpesta a vicenda. Occorre creare il proprio spazio e farsi notare. Abbandonare ogni tanto la pista e uscire dalla stessa per ritemprarsi è un'ottima strategia. Spesso ho ottenuto più risultati in un balconcino o comunque in un luogo aperto che in pista. All'aperto puoi usare tutte le tecniche del buon oratore, le stesse che si usano per sedurre per strada o nei luoghi aperti al pubblico.

La quarta regola (dopo aver ricevuto almeno un sorriso) è quella di avere un contatto fisico. E credo che sia abbastanza facile in discoteca, visto che si va a ballare. Non occorre essere grandi ballerini, ma occorre muoversi a ritmo di musica. Addirittura a volte, a ritmo di musica, dopo che la ragazza aveva contraccambiato il mio sorriso, sono riuscito a ballare con bellissime ragazze senza nemmeno presentarmi. E i balli sono continuati anche dopo la discoteca! L'importante che il contatto sia tenue, sensuale, non devi assalire la ragazza come se non avessi mai visto una donna in vita tua! Dunque, in linea generale, in discoteca chi ha effettuato corsi di latino americano, salsa o tango, non parte molto avvantaggiato nei confronti degli altri seduttori. Ovviamente, nei locali dove si balla solo latino americano o tango, chi ha fatto i corsi di ballo parte con mille punti di vantaggio rispetto agli altri che non conoscono i balli. Inoltre sono molto pochi gli uomini che fanno i corsi, mentre le donne sono molto di più.

L'ultima regola è quella di essere audaci, di fare il primo passo. Male che va, sarai rifiutato. Se non provi proprio, il risultato sarà lo stesso di essere rifiutati. Se invece provi, la fortuna o l'arte della seduzione giocheranno a tuo favore.

Una notte di alcuni anni fa ero in discoteca con amici e avevo inquadrato una bellissima ragazza bionda, snella e con gli occhi azzurri: una vera modella. Per qualche minuto la osservai quasi impietrito: il cuore mi batteva forte ed avevo gli occhi solo per lei. Molti altri ragazzi si stavano avvicinando a lei, anche perché era in un gruppo di amiche molto scatenate; anche lei non faceva che ridere. Il "bocconcino" era troppo tenero per lasciarmelo sfuggire. In un lampo mi avvicinai, alzando le spalle e sorridendo sia a lei che alle amiche. Una delle amiche, sorridendo, mi disse: "Bella la mia amica Veronica? La guardi da mezz'ora". Un po' turbato risposi: "Bellissima! E se lei volesse la sposerei anche ora". "Addirittura!" continuò l'amica, "Comunque sei fortunato, perché

Veronica ha scommesso di baciarsi con il primo che si avvicina a lei stasera. Vuoi? L'unica cosa è che dovrai farti riprendere dal telefonino". Con il cuore che mi tambureggiava nel petto risposi: "Per Veronica questo e altro!" Avevo in cuor mio un dubbio recondito che mi stessero prendendo in giro, ma all'improvviso Veronica si presentò, mi prese per mano e mi disse: "Mettiti in posizione". Mi vidi accerchiato dai miei amici, dalle amiche di Veronica e da molti altri curiosi. Ad un certo punto ascoltai una voce esclamare: "Pronti, partenza, bacio, via!". Sentii Veronica che mi abbracciava e le diedi un dolcissimo bacio sulle labbra. Ero follemente innamorato!

Sentii voci gridare: "Bravo!". E partirono le danze. Io ballavo con Veronica e i miei amici con le sue amiche. Spesso facevamo il girotondo tutti insieme, saltavamo, gridavamo, ci divertivamo. Le ragazze erano sotto il chiaro effetto dell'alcol. Nel corso della serata gli abbracci e i baci tra me e Veronica divennero sempre più intensi e per me esistevamo solo io e lei, come in un sogno. Ad un certo punto, Veronica mi disse che doveva andare in bagno a vomitare, perché aveva bevuto troppo. Mentre la aspettavo, l'amica sua più sobria mi disse: "Francesco, ora parliamo seriamente. Veronica si è lasciata con il fidanzato da una settimana dopo che era sul punto di sposarsi. In queste sere sta bevendo troppo e non ragiona troppo bene. Tu con lei hai intenzioni serie?". Io risposi: "Ho intenzioni serissime! Sarei uno stupido a farmi scappare una ragazza così bella e dolce". La notte fu lunga e indimenticabile. Ma il giorno dopo scoprii che Veronica aveva fatto pace con l'ex. Si sarebbe dopo qualche mese lasciata definitivamente ed io avrei poi passato con lei altre mille notti favolose. Ma questa è un'altra storia e la si dovrà raccontare un'altra volta.

Se la fortuna aiuta gli audaci, io confermo: con Veronica fui audace e presi il treno (che spesso passa una sola volta) che mi avrebbe portato al suo cuore!

L'importanza dei social network e delle chat di incontri è nota a tutti. Se sei timido, le chat di incontri possono essere un fenomenale mezzo per conoscere nuove ragazze; infatti si è protetti dall'anonimato, non si ha l'imbarazzo di dover rispondere subito, si ha più tempo per studiare la ragazza da sedurre. Anche per i playboy le chat amplificano le possibilità di conoscere delle prede da sedurre: si può chattare contemporaneamente anche con cento ragazze al giorno e ottenere molti appuntamenti, anche nella stessa giornata.

Le chat di incontri che più ho testato sono badoo (solo le funzioni gratuite, escludendo i superpoteri) e meetic (ho usato solo la promozione gratuita per i nuovi clienti). Ci sono comunque una marea di chat di incontri e conviene provarle tutte, se gratuite. Pagare per chattare o, in generale per stare con una donna, è comunque un fallimento, l'antitesi della seduzione.

Ma veniamo alle tecniche. La prima regola da osservare per sedurre in chat è curare l'immagine di profilo. Sembra banale, ma la foto del profilo è la prima cosa che una ragazza osserva. Quindi occorre scegliere una bella foto con un bello sfondo (ad esempio il mare). È possibile anche ritoccare leggermente la foto con le varie applicazioni che ci sono; l'importante è non stravolgere completamente la foto, anche perché una volta giunti all'appuntamento, diminuiranno drasticamente le possibilità di esito positivo. La descrizione, invece, può essere generica, perché ci dovremo in parte immedesimare nei gusti e nelle caratteristiche della ragazza che ci piace.

La seconda regola è quella di scegliere con cura il primo messaggio da inviare. Per fare questo occorre studiare l'immagine di profilo e le caratteristiche della ragazza che vogliamo conquistare. La prima frase deve essere stupefacente. Infatti nelle chat la concorrenza è molta e, soprattutto le ragazze belle, hanno decine di contatti in contemporanea. Quindi non devi essere banale. Da evitare assolutamente sono le frasi scontate come: "Ciao; sei bellissima; hei; buongiorno; come stai; che fai di bello". Se ad esempio nella immagine della ragazza che ti ha colpito si evince che è una sportiva e ama la corsa, si potrebbe esordire in questo modo: "Ciao. Quante ore dovrei correre per raggiungere la tua città e incontrarti per un caffè?" Se lei ha una foto in cui mangia un gelato al cioccolato potresti esordire così: "Ciao. Stavo proprio mangiando un gelato a nocciola ed ho notato il tuo profilo. Andiamo a prendere un gelato insieme"? Qualora l'immagine di profilo e la descrizione sia scarna, una ipotetica Vanessa si potrebbe conoscere così: "Non ci posso credere! Sei proprio tu la Vanessa che ho conosciuto a mare l'anno scorso? Ti ricordi di me"? Al novanta per cento la ragazza risponderà facendo delle domande circostanziate e che non ricorda niente. In questo caso si può rispondere evasivamente e scherzosamente alle domande aggiungendo: "Ma come, dopo quello che ci siamo detti, non ti ricordi di me?". Dopo queste prime battute, poi, alle domande sempre più dirette della ragazza occorre rispondere: "In realtà non ti conosco. Ho fatto tutto questo solo per attirare la tua attenzione. Mi puoi perdonare?" Personalmente ho usato spesso queste ultime frasi con risultati molto positivi in termini di interazioni.

La terza regola è quella di essere simpatici e positivi. Molte volte si chatta proprio per evadere dalla routine quotidiana, per divertirsi. Se parli del funerale del tuo cane, non credo che conoscerai troppe ragazze. Se parli della disoccupazione o della corruzione sicuramente non sarai seduttivo. Occorre parlare di temi che suscitano interesse ed emozioni come le vacanze, il mare, i paesaggi, la musica. Bisogna chattare scherzosamente, non prendersi troppo sul serio. E non bisogna tempestare di messaggi la ragazza se non risponde subito: se avrai scritto cose interessanti e che suscitano emozioni, probabilmente ti risponderà. E che fare se notiamo che la ragazza dimostra interesse? Che risponde sempre ai nostri messaggi o che ci contatta lei per prima? Bisogna a volte rispondere con ritardo o non farsi sentire un giorno intero. Lo so, quando abbiamo una ragazza in pugno, la fretta di concludere è tanta. Ma se ci lasciamo desiderare la ragazza dubiterà di noi, si preoccuperà che magari abbiamo conosciuto un'altra ragazza e che per lei sono diminuite le speranze. Farsi desiderare paga!

La quarta regola per poter sedurre potenzialmente milioni di ragazze è conoscere l'inglese. Sapere solo l'italiano ti permette solo di poter sedurre una platea potenziale di qualche milione di ragazze. Se impari bene l'inglese, la lingua più parlata al mondo, potrai conoscere tendenzialmente le ragazze di tutto il mondo, più di un miliardo di ragazze. Poi considera che in molti paesi del mondo l'italiano è visto come l'emblema del latin lover, gode di buona fama. Se oggi sono sposato con una bellissima ragazza bielorussa, bionda, snella con gli occhi azzurri ed undici anni in meno di me, è grazie soprattutto alla mia conoscenza media dell'inglese. Senza l'inglese non avrei potuto prima chattare e poi comunicare dal vivo con mia moglie.

La quinta regola è quella di stimolare la conversazione con doppi sensi, senza tuttavia essere volgari. Occorre suscitare emozione nella ragazza con cui chattiamo, occorre stimolare l'immaginazione con evocazioni piacevoli. Anche scrivendo si possono stuzzicare indirettamente i cinque sensi. Nel caso sopra citato della ragazza che mangia il gelato al cioccolato, ad esempio, si potrebbe fare – dopo aver conversato per almeno un'oretta – una battuta in questi termini: "Carissima tu mostri solo le cose buone, ma quando me lo fai assaggiare il tuo gelato al cioccolato?".

L'ultima regola è quella di essere diretti. La ragazza deve percepire, anche indirettamente, che noi siamo interessati a lei per una storia, un fidanzamento. Non bisogna fare l'errore di diventare il confidente, l'amico di penna. La regola dell'amico è chiara: se la ragazza ci confida tutti i suoi segreti, le sue pene d'amore, con lei non combineremo mai niente! Pertanto se una ragazza inizia a conversare in tono amichevole, dobbiamo subito bloccarla e farle capire che noi non siamo interessati solo alla sua amicizia. Di conseguenza non dobbiamo rimandare troppo il giorno in cui chiediamo l'appuntamento. Dopo due o tre giorni massimo dobbiamo ottenere il primo appuntamento. Se la ragazza lo nega vuol dire che non è interessata e ci concentreremo su un'altra bella ragazza, tra milioni disponibili al mondo. Conosco ragazzi che si sono innamorati virtualmente di una ragazza, hanno chattato mesi, anni senza concludere nulla. Considera che alcune ragazze sono pagate dai brand per intrattenere i ragazzi; e alcuni di essi, stupidamente, si innamorano. Bene che va, questi ragazzi perdono tempo. Ma ho sentito parlare di ragazzi che hanno mandato migliaia di euro a fidanzatine (o fidanzatini?) virtuali, che poi sono sparite. Pertanto ribadisco ancora una volta due concetti: mai mandare soldi; desisti dall'impresa di sedurre una ragazza che vuole perdere solo tempo. Il tempo è prezioso per sedurre decine di bellissime ragazze, con cui bisogna uscire al più presto! E ricorda: ottenuto l'appuntamento non hai ancora finito il lavoro. Dovrai sedurre dal vivo la tua diletta!

Sedurre una donna fidanzata o impegnata può essere sia semplice, sia impegnativo. È semplice se la ragazza sta vivendo una relazione già in crisi; è più impegnativo se invece il suo rapporto è solido ed è al settimo cielo per il suo fidanzamento.

Nel primo caso, come sempre, la fortuna aiuta gli audaci: basta corteggiare la ragazza, fare qualche battuta a doppio senso; insomma trattare la ragazza come se non fosse fidanzata. In questo caso rappresenterai il frutto proibito. E proprio perché la ragazza non potrebbe in teoria averti, diventerai la sua ossessione. Quello che è turpe piace alle donne. E prima o poi cadrà nelle tue reti, se saprai tendere i tuoi lacci.

Nel caso in cui invece la ragazza che vuoi sedurre vive un rapporto solido ed è felice con il suo partner, occorre muoversi con più cautela.

In primo luogo, occorre indagare sulla sua relazione e cercare di scovare i punti deboli. Anche il rapporto amoroso più idilliaco ha le sue crepe e le sue zone d'ombra. Il tuo lavoro è quello di colmare queste lacune e dirigerle a tuo favore. Faccio alcuni esempi di crepe che possono convivere con un rapporto apparentemente solido: il fidanzato, seppur ricco, svolge un lavoro molto impegnativo ed è costretto a dedicarle poco tempo;

oppure lo stesso è il più bravo uomo del mondo, ma è un po' geloso e costringe la sua ragazza a vivere un rapporto in cui la vita mondana è sacrificata; oppure il nostro rivale ha un carattere troppo serio e fa ridere la sua donna solo raramente. È facile capire come agire in ciascuna delle tre situazioni descritte.

Nel primo caso dovrai dedicarle tanto tempo, anche chattando in molti momenti della giornata, se non è possibile vedersi ogni giorno. Occorre far intendere alla tua diletta che è al di sopra di ogni impegno, anche del lavoro. Devi sorprenderla con piccoli regali, piccole frasi d'affetto, gesti che le fanno capire che, se fossi il suo uomo, lei sarebbe al centro del tuo universo.

Nel secondo caso devi essere più distaccato e mostrare di adottare uno stile di vita che ti rende felice: vai a feste, in discoteca, spesso viaggi con le comitive. Devi farle sognare la libertà, devi farla volare con l'immaginazione. Devi far capire che la vita è bella e che ogni giorno bisogna fare qualcosa di diverso che rende felici. Bisogna affascinare la ragazza, indurla, anche con frasi velate, a trasgredire, prima con riguardo a cose piccole (ad es. che c'è di male nel prendere un caffè con un amico?) e poi con riguardo a cose grandi.

Nel terzo caso ovviamente devi essere il più simpatico possibile. La ragazza deve vedere che sei felice e sdrammatizzi su qualsiasi situazione, anche la più critica. Devi avere la battuta pronta su ogni cosa (anche parlare con doppi sensi sessuali, perché no!). Devi essere la sua evasione.

La seconda regola è quella di fingerti amico. Caro aspirante seduttore, ora penserai che ti sto invitando a trasgredire la regola dell'amico. Ricordati però che, in questo caso, stai cercando di conquistare una donna già impegnata e felice. Pertanto, la regola dell'amico deve subire un'eccezione. Una ragazza impegnata e felice della sua relazione, quasi sicuramente, rifiuterà le proposte di un libertino troppo diretto. Se invece ti approcci a lei amichevolmente, avrai meno barriere e anche lei, nel frequentarti, si sentirà meno in colpa nei confronti del partner. Devi cercare di conquistare l'amore della tua diletta, ricoperto all'inizio da un manto protettivo di amicizia. Devi dirle che tu sai che lei è fidanzata ed è felice e rispetti il suo status. Devi dirle che lei vuoi bene e vuoi restare comunque nella sua vita come amico, in quanto l'amicizia è comunque un sentimento importante. Devi anche dirle che, se fosse single, ti interesserebbe come donna: su questo devi essere sincero. Tuttavia ti accontenti dell'amicizia. Questo discorso potrebbe filare liscio (come quasi sempre mi è capitato) o ingenerare un po' di diffidenza nella ragazza. In quest'ultimo caso devi rassicurarla che non sei ossessionato da lei. E come fare? Semplicemente fingendo di frequentare varie ragazze e avvalorando questi fatti con delle foto (anche pubblicate sui social). Devi mostrare di avere una vita sentimentale a prescindere da lei; in alcuni casi potrai anche chiederle dei consigli su come comportarti nei riguardi di una ipotetica tua fiamma. Questo comportamento porterà a due risultati. Il primo è che lei abbatterà le barriere nei tuoi riguardi. Lei è fidanzata e tu frequenti altre ragazze: la situazione ideale per essere amici. Il secondo risultato è che, col tempo, la ragazza potrebbe ingelosirsi delle tue frequentazioni (a me è capitato).

La terza regola è che, col tempo, devi diventare la sua valvola per evadere dalla routine. Per fare questo non devi mai essere geloso del fidanzato. Non devi parlarne male; lo devi semplicemente ignorare. Se è lei che te ne vuole parlare, rispondi sempre in modo imparziale o con una battuta scherzosa. Devi essere il suo complice. Non devi mai consigliarla di lasciarsi (o potrebbe perdere la stima che stai conquistando). Devi farle mantenere il suo *confort* psicologico. Devi parlare di divertimenti, viaggi, di cose belle, in maniera esclusiva. Se vivi cose brutte accennale solo. Se invece è lei che ha bisogno di conforto, stalle vicino tutto il tempo che vuoi. Falla sentire una regina, falla volare con l'immaginazione; renditi simpatico, interessante e seduttivo.

L'ultima regola è quella di tentarla, in maniera moderata e non volgare. Qui siamo già nella fase di un rapporto di velata amicizia consolidata. Lei sa che tu sei interessato a lei, che se fosse single la vorresti. Pertanto devi stimolarla, in maniera tenue, anche sessualmente. Potresti dirle ad esempio, senza che lei se lo aspetta, mentre siete in un bar: "Sai, cara, ho una fantasia sessuale di cui non ti ho mai parlato: mi faresti bere dal tuo bicchiere?". Lei è tua amica, non potrebbe negartelo. A quel punto le dirai: "Ho una sensazione come se ti avessi baciata". Potresti poi spingerti un poco oltre dicendole (in un periodo in cui fingi di frequentare un'altra): "Sai, per il mio compleanno vorrei qualcosa di grande, ma non so se potrai aiutarmi. Vorrei un tuo piccolo bacio sulle labbra (quando non ci vede nessuno)". Da queste piccole cose nascerà il fuoco e, naturalmente o in un momento di crisi del suo fidanzamento, la tua diletta cadrà tra le tue braccia seduttive.

Uno dei più grandi amori della mia vita è stata una ragazza albanese sposata. Ho cercato sempre di evitare di avere relazioni con donne sposate con figli: non mi piace distruggere le famiglie. Tuttavia Julie era troppo bella, troppo simpatica, troppo sensibile, troppo sexy; una sintonia caratteriale simile non l'ho mai avuta. Tutto iniziò quasi per gioco in chat. Le chiesi prima di tutto se parlava italiano e lei mi disse che aveva frequentato una scuola italiana. Poi iniziammo a parlare di mille cose con una simpatia e una naturalezza che mi stupirono. Ci scambiammo la foto e subito le dissi che la volevo sposare immediatamente: aveva tutto quello che cercavo nella vita. Lei mi rispose che era già sposata e aveva una bambina e che non avrebbe potuto offrirmi di più dell'amicizia. Ma io scherzando le dissi che non ero geloso e che, in ogni caso, mi sarei accontentato dell'amicizia. La pregai quindi di sentirci anche il giorno dopo.

La sera stessa le scrissi un lungo messaggio poetico e per quattro anni, ogni notte, le ho scritto decine di messaggi d'amore. Il giorno dopo la ritrovai in chat e le chiesi se mi voleva bene. Mi rispose che per volersi bene bisogna vedersi in video, telefonarsi, vedersi dal vivo. Le dissi allora che avrei voluto fare tutte queste cose. Nei giorni successivi, oltre che scriverci in chat, ci iniziammo a vedere su skype, a telefonarci. Con lei tutto era una magia: la sua voce, la sua immagine sorridente, le nostre conversazioni. Iniziammo a stare insieme ore ed ore in chat, in video, al telefono, quando era possibile. A volte lei mi diceva: "Tu sei single, che ci fai con una sposata!". Ma io le dicevo che con lei ero felice e questo mi bastava. Intanto dopo qualche giorno anche lei mi diede segnali positivi: mi disse che, se lei non fosse stata sposata, io sarei stato il suo tipo ideale. Allora, scherzosamente, mi feci promettere che appena fosse tornata single, anche a novanta anni, mi avrebbe dato la precedenza su tutti i suoi corteggiatori e ci saremmo sposati. Intanto, dopo un mese, iniziammo a scriverci in ogni momento della giornata. Ho trascorso notti bianche a scrivere con lei in chat fino alle prime luci dell'alba. Io che conoscevo tutte le tecniche della seduzione, non avevo bisogno di programmare nulla. L'amore vero è un gran poeta: avevo sempre qualcosa da dire, da chiedere. Le nostre conversazioni, anche sexy, non finivano mai.

Mi confidò poi che lei si era sposata giovanissima, a diciotto anni, esclusivamente per volere del padre. I genitori l'avevano data in sposa ad un ricco imprenditore di Tirana, anche per farla sfuggire dalla povertà della vita contadina del paese di origine. Appreso questo, pensai che tutto ciò era intollerabile ai giorni nostri. Addirittura per la chiesa cattolica, un matrimonio del genere è nullo.

Decisi quindi che era il momento giusto per andare a conoscere Julie a Tirana. Lei mi disse che non valeva la pena andare fino a Tirana per bere un caffè. Io le dissi scherzosamente: "Ma io vengo anche per bere dal tuo bicchiere; per darti un bacio piccolo sulle labbra. Mi negheresti un bacio innocente dopo che ti scrivo quasi un romanzo ogni notte?". Lei rispose: "tu meriti molto di più di un bacetto; ma io non posso fare altro; poi non riuscirei a fingere con mio marito. Comunque sì, un bacetto non posso negartelo!".

Io e Julie ci vedemmo in un bar di un Hotel di Tirana: la presi subito per mano; bevvi dal suo bicchiere. Ogni contatto che avevamo ci faceva vedere le stelle, battere il cuore forte, respirare all'unisono. E ci fu il bacio; poi ce ne furono dieci; e fummo travolti subito dal fuoco della passione. E ci unimmo letteralmente senza limiti.

Successivamente saremmo andati in vacanza insieme; avrei convinto la figlia che il nostro era amore vero; avremmo convissuto nella mia città io, Julie e la figlia per più di un mese. Ma questa è un'altra storia e la si dovrà raccontare un'altra volta.

Caro lettore, siamo giunti agli ultimi consigli riassuntivi e finali.

Raccomando di interagire, ovunque e con qualunque mezzo, con molte donne, di ogni età e di qualunque status sociale. La seduzione, come qualunque arte, richiede molta pratica e sperimentazioni continue. Ogni donna è diversa e richiede diverse tecniche di approccio. Una ragazzina giovane ha voglia di spensieratezza, ama il bel ragazzo, spesso senza doppi fini; la ragazza adulta è interessata, spesso, anche alla condizione economica e sociale. Con la ragazza timida non dovrai ostentare una grande esperienza: rischierai di far paura; con la donna d'esperienza, invece, non dovrai nascondere i tuoi trascorsi di playboy.

Occorre poi avere un atteggiamento di chi sa di poter conquistare qualunque donna: la sicurezza delle proprie doti affascina le donne. I timidi e gli indecisi, invece, non hanno fortuna. L'arte della conquista è come un gioco di guerra: vincono i più forti. Giova, poi usare la tecnica "dei segnali misti". Quest'ultima consiste nel mostrare, un giorno, un velato interesse nei confronti di una ragazza che stai conoscendo; il giorno dopo nell'ignorarla; e così via per qualche giorno. Così facendo sarà lei a fare i primi passi verso di te, in quanto sentirà la tua mancanza, avrà paura che ti stia concentrando su altre donne. Con questa tecnica la tua diletta cadrà nella rete che le hai teso. Un errore da evitare invece è quello di tempestare la ragazza di telefonate, sms, messaggi in chat. Occorre saper attendere e i risultati arriveranno.

Un errore da evitare è quello di rendere partecipi delle tue strategie i tuoi amici, specialmente se la ragazza ti interessa realmente. Se lodi la tua dolce donzella ad un tuo amico lo spingerai a sedurla. In quest'arte non bisogna fidarsi nemmeno del migliore amico o del fratello. L'amore è un qualcosa di irrazionale. E quello che provoca dolore agli altri a volte piace. Come ben saprete, ci sono donne che sono attratte da quelli sposati o fidanzati e ignorano i single. L'animo umano è complesso. Giova invece diventare amico della migliore amica della tua diletta. Quest'ultima amica, spesso disinteressatamente, ti dirà quando potrai agire o quando occorre rimandare l'assalto. Potrebbe capitare (a me è capitato) che quest'ultima si innamori di te. Cosa fare? Meglio concentrarsi comunque sul proprio obiettivo. Successivamente, se vorrai, avrai anche l'amica.

Come avrai visto ci sono diverse tecniche di seduzione a seconda delle circostanze. Ma se proprio vogliamo riassumere in due parole chiave le tecniche più efficaci, occorre fissare nella mente queste due: gelosia e noncuranza. Se riuscirai a stuzzicare la gelosia nella tua diletta, il tuo lavoro è finito con successo. La gelosia è uno dei sentimenti irrazionali più potenti (le cronache quotidiane ce lo dimostrano). La noncuranza, alternata a momenti di velato interesse verso la ragazza che ti interessa, induce la ragazza che stai frequentando a chiedersi il motivo di tale comportamento; ciò ti renderà misterioso. Sarai nella mente della tua diletta, sarai il suo busillis e sarà lei a cercarti.

Questo libro è stato elaborato al fine di fornire una guida su come sedurre una donna. Conto di scriverne un altro in futuro, al fine di condividere alcuni consigli su come riuscire a mantenere la conquista fatta per mesi, anni o per sempre.

Caro lettore, come puoi immaginare, il passaparola, la condivisione ed i commenti sono molto importanti per un autore emergente. Per questo ti chiedo, se ti è piaciuta questa guida, di scrivere una recensione a questa mia opera. Se hai qualcosa da chiedermi in privato, se vuoi conquistare a tutti i costi una donna e vuoi un mio consiglio puoi contattarmi – oltre che sui miei profili facebook e instagram – al seguente indirizzo e-mail: koatiyah@hotmail.it. Ti faccio questo piccolo dono: la mia consulenza gratuita!